NOUVELLE DOCTRINE

DES

MALADIES MENTALES.

On trouve chez les mêmes Libraires les Ouvrages suivans de
M. Bayle :

1°. *Recherches sur l'Arachnitis chronique, la Gastrite et la Gastro-entérite chroniques, et la Goutte,* considérées comme causes de l'aliénation mentale. In-4°, Paris 1822. . . . . 3 fr.

2°. *Petit Manuel d'Anatomie descriptive,* ou Description succincte de tous les Organes de l'Homme. In-18, 2ᵉ edit., Paris, 1824. . . 5 fr.

3°. *Mémoire sur l'existence de la Paralysie du même côté que la Lésion cérébrale qui l'occasione.* Broch. in-8°. . . . . 1 fr. 25 c.

4°. *Mémoire sur quelques points de la Physiologie et de la Pathologie du Cerveau.* Broch. in-8°. . . . . 1 fr. 25 c.

5°. *Mémoire sur la Goutte anomale.* Broch. in-8°. . . . . . 1 fr. 25 c.

6°. *An Herpetis curatio specifica?* Broch. in-4°., Paris, 1823 . . . . 2 fr.

SOUS PRESSE :

Traité complet des Maladies du Cerveau et de ses Membranes. 2 vol. in-8°.

NOUVELLE DOCTRINE

DES

MALADIES MENTALES;

PAR A. L. J. BAYLE,

Docteur en Médecine et s.-Bibliothécaire de la Faculté de Paris,
Ancien Médecin attaché à la Maison Royale de Charenton, Membre
de plusieurs Sociétés Médicales.

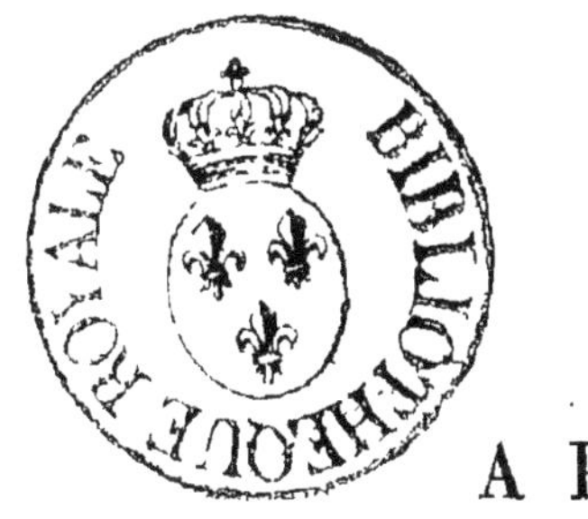

A PARIS,

CHEZ GABON ET COMPAGNIE, LIBRAIRES,

RUE DE L'ÉCOLE-DE-MÉDECINE ;

ET A MONTPELLIER, CHEZ LES MÊMES LIBRAIRES.

1825.

NOUVELLE DOCTRINE

DES

MALADIES MENTALES.

Opinions des auteurs sur la nature de ces maladies.

L'intelligence et la raison de l'homme sont si fragiles, et les causes qui peuvent leur porter atteinte si nombreuses, qu'il n'est pas étonnant que l'aliénation mentale se soit montrée dans tous les temps et dans tous les pays, et que son origine soit en quelque sorte aussi ancienne que l'espèce humaine. L'histoire des peuples les plus reculés nous fournit beaucoup d'exemples de cette funeste maladie, qui se mêlait souvent à leur mythologie, à cause des phénomènes singuliers, ou même extraordinaires, qu'elle présente souvent dans son cours.

Une maladie qui prive l'homme de ses plus nobles prérogatives, qui le rend si souvent nuisible à ses semblables et à lui-même, et par conséquent incapable de vivre en société, devait de tout temps devenir un objet d'attention et d'étude pour les médecins. Aussi les auteurs les plus anciens se sont-ils occupés de cette maladie, dont ils ont cherché à déterminer la nature ou les causes prochaines. Avant Hippocrate on attribuait généralement l'aliénation à la présence de quelque esprit malin qui maîtrisait la personne qui en était atteinte, et la faisait délirer. Mais l'école de Cos, et en particulier Démocrite d'Abdère, qui fut le maître du père de la médecine, regardant la folie comme une maladie naturelle, n'admirent aussi que des causes naturelles, qui étaient la bile noire, un sang brûlé, une pituite visqueuse qui obstruait le cerveau.

Telle est aussi l'opinion qu'adopta Hippocrate. « Ceux, dit-il (Hipp. in lib. *de Insaniâ*, *de Morbo sacro*, *de Insomniis*, *etc.*), qui deviennent fous à cause de la pituite, ne font aucun tumulte et ne vocifèrent point ; ceux qui le sont par la bile sont portés à frapper, à mal faire, et ne peuvent rester tranquilles. La bile est portée au cerveau par les veines, et par elle le sang s'échauffe et devient brûlant. Si elle reprend la même voie pour s'en retourner, l'homme redevient tranquille. »

Quelques auteurs ne virent dans la folie que le résultat d'une obstruction des vaisseaux du cerveau par une matière subtile, qui, circulant avec le sang, parvenait jusqu'à cet organe et empêchait ce fluide d'y aborder en quantité suffisante. Arétée attribuait cette maladie à la rétention d'une humeur quelconque sanguine, bilieuse ou séreuse.

Galien (*de Morb. affect.*, lib. III) expliqua l'aliénation mentale de la manière suivante : Il supposait que le cerveau était divisé en divers départemens, qu'il regardait comme étant chacun le siége d'une des opérations de l'entendement. Lorsque l'une des quatre humeurs, dans un état de froid ou de chaud, était portée vers un de ces départemens, il en dérangeait ou en détruisait les fonctions ; de là les différentes espèces de délire.

Cette opinion, commentée par Aléxandre de Tralle et Aëtius, adoptée et professée par les Arabes, passa,

avec quelques modifications, dans les principales écoles
de l'Europe, et en particulier dans celles de Montpellier
et de Paris. Elle fut également admise par Rivière,
Baillou, Etmuller, Sydenham, et enfin par Boerhaave
et Van - Swieten, qui dissertèrent longuement sur les
propriétés de l'atrabile et de la pituite visqueuse, ainsi
que par Stoll, qui faisait de la bile la cause principale
de la plupart des maladies.

Les médecins solidistes, tels que Frédéric Hoffmann,
Baglivi, Willis, Gaubius, Haller, etc., suivirent une meil-
leure marche dans l'étude des maladies mentales, en recher-
chant dans le cerveau les causes de ces maladies ; mais appuyés sur un petit nombre de faits, souvent très-incomplets,
les explications qu'ils donnèrent sur leur nature ne sont pas
plus satisfaisantes que celles des médecins humoristes.

Bonet, Morgagni, Meckel, éclairés par le flambeau
de l'anatomie pathologique, examinèrent avec soin la
tête d'un certain nombre d'individus qui avaient succombé dans un état d'aliénation mentale ; ils attribuè-
rent le délire tantôt à une compression du cerveau par
des tumeurs scrophuleuses et vénériennes, par des dila-
tations vasculaires, ou par des coups violens portés sur
la tête ; tantôt à un vice d'organisation du cerveau. Mais
ces observateurs, d'ailleurs très-judicieux, tombèrent
dans une erreur bien commune en médecine, qui est de
généraliser ce qui n'est vrai qu'accidentellement ou
seulement dans quelques cas particuliers. Relativement au
sujet dont il est question, ils regardèrent comme causes
prochaines de la folie, des altérations qui sont assez
rares, et qui le plus souvent n'existent que comme complications de cette maladie.

Le dernier de ces auteurs, Meckel, trouva, à l'ouverture du cadavre de quinze aliénés, le cerveau généralement très-consistant, les méninges très-épaissies, et des amas de sérosité dans la pie-mère et les ventricules. Après avoir pesé le cerveau de tous ces sujets et celui d'autres individus qui avaient toujours joui de la raison, il établit que la folie dépend d'un dessèchement du cerveau et d'une diminution de sa pesanteur spécifique. Il pensait que ce prétendu desséchement resserrait les canaux médullaires du cerveau et mettait obstacle ou entravait la circulation des esprits animaux, par laquelle, selon cet auteur, s'exécutaient les facultés intellectuelles et la volonté. Il ne fit, d'ailleurs, aucune attention aux altérations des méninges, qui sont si marquées dans les observations que renferme son mémoire.

Vogel embrassa la théorie de Meckel. Cullen et Chiaruggi firent dépendre la manie de l'inégalité et de l'excès d'excitement du cerveau, et la mélancolie de l'inégalité de densité de la substance cérébrale.

Je ne finirais point si je voulais faire connaître toutes les opinions qui ont été émises sur la nature des maladies mentales. Elles sont si vagues, si hypothétiques, si erronées et souvent même si ridicules, qu'il serait inutile et fastidieux de s'occuper à les réfuter.

C'est sans doute ce défaut complet de résultats positifs auquel ont abouti les travaux de tous les médecins qui se sont livrés à l'étude de la folie, qui aura empêché MM. Pinel et Esquirol de traiter des causes prochaines de cette maladie dans les précieux ouvrages qu'ils ont publiés sur ce sujet.

Ces savans auteurs se sont contentés en général d'*observer les phénomènes sans chercher à remonter à leur source, de décrire scrupuleusement les faits sans vouloir les rattacher à une autre productrice.* (Georget, *de la Folie*, pag. 69.) M. Pinel va même jusqu'à dire que « ce serait faire un mauvais choix , que de prendre l'aliénation mentale pour un objet particulier de ses recherches en se livrant à des discussions vagues sur le siége de l'entendement et la nature de ses lésions diverses ; car rien n'est plus obscur et plus impénétrable. Mais si on se renferme dans de larges limites , qu'on s'en tienne à l'étude de ses caractères distinctifs , manifestés par des signes extérieurs , et qu'on n'adopte pour principe de traitement que des résultats d'une expérience éclairée , on rentre alors dans la marche qu'on doit suivre en général dans toutes les parties de l'histoire naturelle , et en procédant avec réserve dans les cas douteux , on n'a plus à craindre de s'égarer. » (Pinel *Traité de la Manie,* introduction de la première édition.)

Cependant, sans approfondir l'importante question de la nature de la folie, les auteurs que nous venons de citer ne laissent pas que d'émettre , en passant, une opinion à laquelle ils paraissent d'ailleurs attacher fort peu d'importance. Ils regardent cette maladie comme purement nerveuse et sans aucun vice organique de la substance du cerveau ; mais ils diffèrent sur le siége qu'ils donnent à sa cause prochaine. Ainsi M. Esquirol pense que cette affection dépend souvent d'une lésion des forces vitales du cerveau , et quelquefois d'un trouble des foyers de sensibilité placés dans diverses régions du corps. Et M. Pinel avance « qu'il semble , en général, que le siége primitif de l'aliénation est dans la région de l'estomac et des intestins , et que c'est de ce centre que se propage, comme par une espèce d'irradiation, le trouble de l'entendement. »

M. Fodéré, après avoir dit qu'il n'est rien que l'esprit humain n'ait imaginé pour parvenir à trouver la véritable cause prochaine et le siége du délire, et que tous ces travaux n'ont abouti à rien, attribue cette maladie à l'altération d'un principe de vie, résidant principalement dans le sang.

M. Prost, dans trois brochures intitulées *Coup - d'œil sur la Folie*, regarde l'accumulation de la bile comme la cause la plus active de l'aliénation. Ce liquide agit en *communiquant au sang des fluides dépravés*, en irritant d'une manière immodérée la membrane muqueuse intestinale, qu'elle peut phlogoser et même excorier, et enfin en tourmentant les vers, qui, d'après cet auteur, existent très-souvent chez les aliénés. Cette opinion, uniquement fondée sur neuf faits vagues et incomplets, et opposée aux notions les plus positives que nous possédons sur la folie, n'a jamais obtenu le moindre crédit auprès des médecins qui se sont occupés de cette maladie, pas plus que celle d'un autre médecin (M. Broussais), qui, sans citer une seule observation, avance d'une manière affirmative que l'aliénation est accompagnée, et le plus souvent dépendante d'une gastrite chronique.

Le dernier auteur qui ait écrit sur la folie (M. Georget), pense que cette maladie est toujours une affection cérébrale idiopathique, *dont la nature est inconnue*, et dans laquelle les symptômes qui se manifestent dans différens organes de l'économie plus ou moins éloignés du cerveau, sont secondaires et sympathiques de l'altération de cet organe. Il croit, avec la plupart des auteurs, que les lésions organiques qu'on trouve dans le cerveau des aliénés sont l'effet et non la cause immédiate de l'aliénation.

En lisant attentivement les ouvrages des observateurs

qui ont vu des aliénés, et qui ont examiné avec soin, après la mort, l'état de leur cerveau, on est frappé d'un fait : c'est que tous ces auteurs, sans exception, ont constamment cherché dans une lésion du tissu même du cerveau la cause prochaine de la folie, sans s'occuper des altérations de ses enveloppes, qu'ils ont cependant notées, malgré leur préoccupation, comme extrêmement fréquentes. Ainsi, Morgagni, Meckel, Greding, Haslam, J. Frank, M. Esquirol, etc., ont presque toujours trouvé, indépendamment des différentes lésions de la substance cérébrale, qui, par leurs variétés, ne paraissent être que des complications de la folie, des traces très - manifestes d'arachnitis latente, ou de méningite chronique (1), telles que des injections et des épaississemens de l'arachnoïde et de la pie-mère, des adhérences de cette membrane au cerveau ou à elle-même, des amas de sérosité à la surface du cerveau, les ventricules pleins et quelquefois distendus par ce fluide, la pie-mère infiltrée par le même liquide, etc.

Pourquoi donc ces auteurs, si justement célèbres, n'ont-ils jamais regardé l'inflammation chronique des méninges comme la cause de la folie ? Il nous semble que l'on pourrait donner trois raisons de cette singularité. La première est, que le cerveau étant l'instrument des facultés intellectuelles et de la volonté, rien n'était plus naturel que de chercher dans cet organe même la cause de ses dérangemens de fonctions. La seconde, c'est que la plupart des auteurs que nous venons de citer, n'avaient pas vu un assez grand nombre de malades pour s'élever à une doctrine générale, et qu'ils étaient d'ailleurs préoccupés de l'idée qu'une seule altération cérébrale devait

______

(1) Nous verrons plus loin, pag. 14, la différence qui existe entre ces deux maladies.

être la cause de la folie; mais la principale raison du fait que nous cherchons à expliquer, c'est qu'aucun des excellens observateurs que nous venons de citer, ne paraît avoir suivi dans l'étude de cette maladie la marche qui peut seule conduire à des résultats positifs, c'est-à-dire de recueillir avec beaucoup de soin et des détails très-circonstanciés un grand nombre d'histoires individuelles d'aliénation mentale, de les soumettre chacune en particulier à une discussion approfondie, et de rapprocher ensuite celles qui ont le plus d'analogie, afin que, s'éclairant ainsi les unes par les autres, elles puissent, d'un fait à un autre fait, conduire à une doctrine générale.

Au lieu de cela, qu'ont fait tous les médecins qui ont écrit sur la folie, mais principalement les auteurs modernes? Ils ont observé en masse un plus ou moins grand nombre d'aliénés; ils ont noté que tels symptômes étaient survenus tant de fois; tels autres symptômes tant de fois; qu'à l'ouverture du cadavre de ceux qui avaient succombé on avait trouvé tant de fois telle forme du crâne, tant de fois telle lésion du cerveau, tant de fois cet organe sain, tant de fois ses enveloppes altérées, etc., etc. Il est résulté de cette méthode, qu'on n'a jamais pu voir dans l'histoire d'un malade, en particulier, les lésions organiques en face des symptômes qui leur correspondent; ni rechercher si les uns pouvaient être expliqués par les autres. Au contraire, en remarquant que tantôt on ne rencontre aucune lésion du cerveau, et que tantôt cet organe et ses membranes sont altérés d'une manière très-variée, on n'a pu voir ni les rapports des causes avec les effets, ni les résultats des complications, des maladies accidentelles, des maladies consécutives, etc.; on est tombé dans une confusion inévitable. Dès-lors, on a conclu qu'on ne pouvait pas expliquer les symptômes par les lésions organiques, et que ces dernières étaient toujours l'effet et jamais la cause de la folie.

Ayant aperçu l'écueil contre lequel nous paraissent avoir échoué les travaux des médecins qui se sont occupés de la nature de l'aliénation, nous avons dû faire tous nos efforts pour l'éviter; le public jugera si nous y sommes parvenu. Mais nous devons l'avertir que ce n'est pas dans ce Mémoire qu'il devra chercher les preuves de la doctrine qu'il contient : nous renvoyons tous les faits qui lui servent de base, ainsi que la description complète de la maladie qui en fait le sujet, à un Traité des Maladies du cerveau et de ses membranes, que nous nous proposons de publier incessamment.

Doctrine de l'Aliénation mentale.

La cause prochaine des différentes espèces de folies n'est pas toujours la même, comme la plupart des médecins sont portés à le penser. Quelquefois, mais le plus rarement, elle consiste en une lésion des affections morales, en une maladie de l'âme, autour de laquelle se range le délire, qui prend toujours la forme de la monomanie ou de la mélancolie. On pourrait presque définir cette espèce d'aliénation, une erreur dominante, qui maîtrise plus ou moins la volonté des malades.

Dans le plus grand nombre des cas, l'aliénation est produite par une lésion physique, qui consiste presque toujours dans une phlegmasie chronique des méninges (arachnoïde et pie-mère), et quelquefois dans une irritation spécifique ou sympathique du cerveau (1).

---

(1) Je ne prétends point parler ici des causes de l'idiotisme, qui dépend toujours d'un vice inné dans la conformation ou l'organisation du cerveau.

L'inflammation chronique des méninges, qui donne lieu à la plupart des aliénations mentales, présente deux espèces : tantôt elle a son siége sur la surface externe de l'arachnoïde cérébrale et sur le feuillet arachnoïdien de la dure-mère; tantôt elle commence par la pie-mère, qui s'injecte plus ou moins, et par la face interne ou cérébrale de l'arachnoïde, d'où elle peut s'étendre plus tard à sa face externe, et même quelquefois à son feuillet arachnoïdien ; elle affecte presque toujours, dans ces deux cas, l'arachnoïde ventriculaire. Nous donnons à la première espèce le nom d'*arachnitis chronique*, ou mieux *latente*, d'un côté parce qu'elle a ordinairement son siége dans l'arachnoïde, et de l'autre, parce qu'elle est souvent très-légère; nous appelons la seconde espèce *méningite chronique*, parce qu'elle affecte à-la-fois la pie-mère et l'arachnoïde, et qu'elle a toujours une durée fort longue (1).

Nous espérons porter jusqu'à la démonstration cette théorie des aliénations, dans notre Traité des Maladies du Cerveau. Des motifs particuliers, que nous devons taire pour n'accuser personne, nous engagent à donner aujourd'hui une idée de notre travail, en publiant ce Mémoire, dans lequel nous nous bornerons à tracer un tableau succinct des lésions organiques et des symptômes de la *méningite chronique*, lequel sera suivi d'une série de propositions, dans lesquelles nous énoncerons notre opi-

---

(1) L'existence de l'inflammation chronique des méninges avait été mise en doute par les uns et niée par les autres, lorsque nous avons publié, il y a trois ans, six observations de cette maladie, uniquement dans le but de prouver qu'elle existait et qu'elle était la cause d'une espèce d'aliénation mentale. (Voyez *Recherches sur l'Arachnitis chronique, etc.* , Paris , 1822.)

nion sur les rapports qui les unissent , en les considérant les premières comme causes , et les seconds comme effets.

Les résultats que nous allons exposer sont les corollaires de près de deux cents observations que nous avons recueillies avec le plus grand soin dans la Maison royale de Charenton , un des plus beaux et des plus utiles établissemens destinés au traitement des aliénés , et sous les yeux de M. le Professeur Royer-Collard , médecin en chef de cette Maison. Nous ne laisserons pas échapper cette occasion , sans témoigner à ce savant Professeur toute notre reconnaissance pour les bontés qu'il n'a cessé d'avoir pour nous , et sans offrir au respectable Directeur de l'Hospice de Charenton , M. de Rhoulac-Dumaupas , un hommage public de respect et de gratitude pour la bienveillance particulière qu'il nous a toujours accordée , et les facilités qu'il nous a procurées dans l'observation et l'étude des maladies mentales.

Les folies dépendantes de la méningite chronique sont très-fréquentes , comme nous l'avons dit. Des relevés très-exacts nous ont prouvé qu'elles étaient dans le rapport d'un cinquième environ avec toutes les autres espèces d'aliénations mentales , chez les hommes ; tandis que , chez les femmes , la proportion est d'un trentième à un trente-cinquième.

Notre but étant uniquement de prouver que la méningite chronique est la cause prochaine d'un grand nombre d'aliénations mentales , nous n'entrerons dans aucun détail relativement à son étiologie ; il nous suffira de dire qu'elle n'est jamais, pas plus que l'arachnitis latente , la terminaison d'une arachnitis aiguë ; mais qu'elle est ordinairement , ou peut-être même toujours , le résultat d'une congestion sanguine dans les vaisseaux de la pie-mère, qui tantôt survient subitement avec perte de connaissance, rougeur de la face, insensibilité, paralysie; tantôt d'une manière moins prompte, avec vertiges, étourdissemens, céphalalgie; tantôt, enfin, d'une manière lente.

CHAPITRE PREMIER.

Caractères anatomiques de la Méningite chronique.

Dans la méningite chronique, qui commence par une congestion lente ou subite dans les vaisseaux de la pie-mère, cette membrane devient plus ou moins rouge et injectée; l'arachnoïde s'épaissit, perd une partie ou la totalité de sa transparence, augmente de résistance et de ténacité, exhale une abondante quantité de sérosité, contracte des adhérences avec elle-même et avec la surface du cerveau, conjointement avec la pie-mère, et se couvre de granulations, d'exsudations sanguines ou albumineuses et de fausses membranes. Parmi ces altérations, les unes sont constantes, les autres n'existent que dans certaines circonstances. Examinons successivement les unes et les autres, toutefois après avoir déterminé le siége qu'elles occupent.

§. Ier. *Siége des Lésions organiques dans la Méningite chronique.*

Les lésions organiques des méninges, que nous allons décrire en détail, occupent constamment les portions de l'arachnoïde et de la pie-mère qui recouvrent la convexité et la face interne des hémisphères cérébraux. Les parties de ces membranes qui revêtent la base du cerveau et le cervelet sont toujours saines, ou du moins très-peu altérées : l'arachnoïde ventriculaire est fréquemment affectée.

§. II. *Injection de la Pie-mère.*

Dans la plupart des cas, la pie-mère est rouge et injectée, mais uniquement dans les endroits où l'arach-noïde est altérée; ses vaisseaux sont souvent si dilatés, qu'elle paraît très-épaissie, et qu'en la détachant de la surface encéphalique il s'écoule beaucoup de sang, provenant de la rupture de ces derniers, lequel est plus ou moins mêlé de sérosité et tombe dans les anfractuosités. La couleur de cette membrane est quelquefois portée jusqu'au rouge écarlate; d'autres fois son infiltration séreuse est si considérable, comme nous le verrons plus loin, qu'elle est plutôt pâle que rouge; mais, dans ce cas, on reconnaît, à son épaisseur et au volume de ses vaisseaux, qu'elle est fortement injectée.

§. III. *Epaississement de l'Arachnoïde.*

L'épaississement de l'arachnoïde cérébrale est un des caractères anatomiques constans de la méningite chro-nique; mais il est susceptible de degrés extrêmement variés, qu'il serait impossible de décrire en particulier. Cette membrane, qui, dans son état naturel, est si mince et si délicate, qu'on l'a comparée à une toile d'araignée, peut acquérir l'épaisseur de la plèvre, celle du péricarde, de la dure-mère ou même des parois de l'estomac : elle a assez souvent, dans ces cas, l'apparence du parchemin ramolli dans l'eau. On rencontre aussi sur la plupart des cadavres un épaississement de l'arachnoïde ventriculaire.

§. IV. *Opacité de l'Arachnoïde.*

Une certaine diminution de transparence accompagne toujours l'épaississement de l'arachnoïde : cette membrane devient plus ou moins grisâtre ou blanchâtre ; quelquefois elle présente une couleur laiteuse. Tantôt ces couleurs sont uniformes, tantôt elles sont disposées par plaques, entre lesquelles la diaphanéité de l'arachnoïde est beaucoup moins altérée.

§. V. *Densité des Méninges.*

L'arachnoïde, qui dans son état normal est si mince et si fragile qu'il est impossible de l'enlever de la surface du cerveau, augmente tellement de consistance toutes les fois qu'elle est épaissie, qu'on la détache assez facilement des hémisphères sans la déchirer. Assez souvent il faut un certain effort pour la rompre ; et, après en avoir séparé un lambeau, qui tient encore par une extrémité au reste de la membrane, on soulève toute la masse encéphalique à l'aide de ce lambeau, et on la tient suspendue, sans qu'il se déchire.

On peut aussi, en procédant avec précaution, détacher de toute la surface des ventricules la membrane qui les revêt, dont la ténuité et la fragilité sont si grandes, lorsqu'elle est saine, qu'on en a nié pendant long-temps l'existence.

§. VI. *Epanchement de sérosité.*

Lorsque l'arachnoïde est atteinte d'une phlegmasie chronique, elle exhale constamment une quantité plus ou moins grande de sérosité ; phénomène qu'on observe si souvent dans les inflammations des autres membranes

(19)

du même ordre. Ce fluide a son siége dans la cavité de
l'arachnoïde, dans les ventricules cérébraux et dans le
tissu de la pie-mère.

1°. On rencontre toujours de la sérosité dans la cavité de l'arachnoïde, c'est-à-dire, entre le feuillet de
cette dernière membrane qui recouvre l'encéphale,
et celui qui tapisse la face interne de la dure-mère.
On en trouve ordinairement une très-petite quantité
sur les hémisphères cérébraux, qui s'écoule au moment où l'on incise la dure-mère. Mais elle est plus abondante à la base du crâne ; où elle peut s'élever jusqu'à
six ou huit onces. Il en sort quelquefois aussi une certaine quantité de l'origine du canal rachidien. Nous
avons trouvé, une fois, douze onces de ce liquide épanchées
sur la région supérieure du cerveau, dont elles avaient res-
serré et aplati les circonvolutions, en même temps qu'elles
distendaient la dure-mère. Au moment où l'on fit une ouverture à celle-ci, le fluide qu'elle renfermait s'écoula
avec jet ; et à mesure qu'il s'échappait au-dehors on
voyait le cerveau revenir sur lui-même. Lorsqu'il n'y
eut plus de liquide, la dure-mère formait des plis à la
surface de l'encéphale, et avait une capacité supérieure
à celle qui était nécessaire pour contenir cet organe.

2°. Les ventricules latéraux et le troisième ventricule du
cerveau contiennent toujours de la sérosité, dont la quantité varie, mais qui est rarement au-dessous d'une once.
Ordinairement ils en sont pleins, et assez souvent distendus, au point que leur capacité peut augmenter
d'un cinquième au moins, d'un quart, d'un tiers, ou
même de près de la moitié. En général, au moment où
l'on retire le cerveau de la boîte osseuse qui le renferme, la lame mince de substance cérébrale qui se

trouve derrière l'entrecroisement des nerfs optiques , et qui contribue à former le plancher du ventricule moyen, se rompt, et le fluide s'écoule rapidement au-dehors. Mais quand on tire avec précaution le cerveau du crâne , et qu'on le place sur sa région supérieure , la sérosité jaillit au-dehors, lorsqu'on fait une ouverture étroite aux ventricules.

3°. L'infiltration séreuse de la pie-mère est encore un des caractères anatomiques constans de la méningite chronique; mais on la rencontre uniquement dans les endroits où l'arachnoïde est altérée, bien plus sur les circonvolutions que dans les anfractuosités. La quantité de fluide séreux interposée dans les mailles de cette membrane cellulo - vasculaire est toujours fort abondante , mais il est très-difficile de l'apprécier : tantôt, et le plus souvent, elle est infiltrée d'une manière uniforme ; tantôt elle s'accumule en plus grande quantité dans certaines anfractuosités , qu'elle dilate en resserrant les circonvolutions voisines : elle forme alors à la surface de l'arachnoïde de petites élévations qui donnent à cette membrane une apparence gélatineuse. Quand on détache l'arachnoïde de la surface du cerveau , on voit la sérosité s'écouler de tous côtés du tissu de la pie-mère , qui paraît épaissie , et tomber dans les anfractuosités ; mais lorsqu'il n'en contient plus , cette membrane devient mince; l'arachnoïde perd son apparence gélatineuse et paraît être moins épaisse.

§. VII. *Adhérences des Méninges.*

Dans leur état naturel , les méninges sont simplement appliquées sur la surface de l'encéphale , sans avoir aucune union avec elle. Il n'en est pas de même dans

toutes les inflammations chroniques de ces membranes :
il n'est pas rare de rencontrer, dans ces cas, des adhérences de l'arachnoïde et de la pie-mère à la substance
grise du cerveau, altérations qu'il est très-facile de re-
connaître au caractère suivant : En détachant ces membranes, on enlève une couche mince et plus ou moins
étendue de substance corticale, qui reste unie à leur
face interne, et qu'on ne peut séparer qu'en raclant
celle-ci avec un scalpel.

Ces adhérences n'existent assez souvent que sur un
petit nombre de points, de l'étendue d'une tête d'é-
pingle, d'une lentille, d'un haricot, d'une pièce de cinq
francs, etc. D'autres fois, elles sont plus nombreuses
et plus vastes; elles peuvent s'étendre à la plus grande
partie, ou même à la totalité de la convexité et de la face
interne des hémisphères : partout où elles existent, la
pie-mère est plus rouge, plus injectée, et sans infiltration séreuse. La couche mince de matière cérébrale qui
reste unie aux méninges est plus molle que le reste du
cerveau, de même que la partie d'où elle a été détachée,
qui se présente sous la forme d'un petit ulcère superficiel,
dont la surface a souvent une couleur rosée et une injection très-marquée, bien supérieure à celle des autres
parties du cerveau. Ces adhérences existent toujours sur
les circonvolutions du cerveau; jamais elles n'ont lieu
entre la pie-mère, qui pénètre dans les anfractuosités,
et la surface de la substance grise, sur laquelle elle est
appliquée.

On rencontre aussi, mais rarement, des adhérences
celluleuses plus ou moins marquées entre l'arachnoïde
cérébrale et le feuillet arachnoïdien de la dure-mère. On

en trouve quelquefois aussi, mais rarement, entre les diverses parties de l'arachnoïde ventriculaire.

§. VIII. *Granulations de l'Arachnoïde.*

Il se forme très-souvent, dans la méningite chronique, de petites aspérités, arrondies, sphériques, excessivement ténues, analogues à celles qu'on rencontre quelquefois à la surface interne des membranes séreuses dans les phlegmasies chroniques. Ces granulations, qu'on ne peut comparer à rien pour la petitesse, sont parsemées en nombre extrêmement considérable à la surface de l'arachnoïde qui tapisse les ventricules, où tantôt elles ne sont sensibles qu'à la vue, et tantôt à la vue et au toucher. Dans ce dernier cas, elles rendent inégales et chagrinées les parois naturellement si lisses de ces cavités.

§. IX. *Exhalations sanguines et albumineuses, et Fausses membranes de l'Arachnoïde.*

On trouve assez souvent des traces non équivoques d'une exhalation sanguine dans la cavité de l'arachnoïde, lorsque celle-ci contient une fausse membrane, comme nous le verrons plus bas; mais on en observe rarement dans les cas contraires. Nous avons rencontré trois ou quatre fois du sang noir épanché à la surface de l'arachnoïde; d'autres fois, c'étaient de larges et minces caillots de ce liquide, dont la couleur altérée et l'adhérence à l'arachnoïde indiquaient l'ancienneté; ou bien, des plaques noirâtres et brunâtres, qui étaient sans doute la trace de caillots qui avaient été en partie résorbés.

Il se fait quelquefois dans la cavité de l'arachnoïde

des exhalations d'albumine concrète, mais sans cohésion, qui se présente sous la forme de petits amas d'une matière d'un blanc grisâtre, répandus çà et là et en petite quantité sur quelques points de cette membrane séreuse.

Mais cette exhalation est ordinairement plus abondante, et l'albumine qui en est le produit se transforme en une *fausse membrane*, analogue à celles qu'on trouve si fréquemment sur la plèvre, le péricarde, le péritoine, etc.

On rencontre ces exsudations membraneuses chez un sixième ou un septième, au moins, des malades qui succombent à la méningite chronique.

Leur siége est toujours entre les deux feuillets de l'arachnoïde, dans la cavité de cette membrane. Elles recouvrent la convexité d'un ou des deux hémisphères, en s'étendant plus ou moins vers la base du cerveau, qu'elles tapissent quelquefois; mais elles ne sont jamais bornées uniquement à cette région.

Leur surface externe, appliquée sur le feuillet arachnoïdien de la dure-mère, est adhérente à ce feuillet, tantôt d'une manière très-lâche, et alors on les sépare facilement; tantôt d'une manière ferme et intime, et, dans ce cas, il est quelquefois très-difficile de les détacher. Leur surface interne est seulement contiguë à l'arachnoïde, avec laquelle elle ne contracte jamais aucune union : aussi est-ce sur la face interne de la dure-mère, et non sur celle-ci, qu'il faut chercher les fausses membranes, quand on ouvre les cadavres.

Les fausses membranes sont souvent transparentes, surtout lorsqu'elles sont très-minces; mais ordinairement elles ont une couleur blanchâtre, grisâtre, rougeâtre, et plus rarement jaunâtre, brunâtre et noirâtre. Cette

matière offre fréquemment des nuances différentes, suivant les parties de la même membrane.

L'épaisseur de ces productions accidentelles varie
beaucoup ; elles sont quelquefois d'une ténuité telle,
qu'on pourrait les comparer à une toile d'araignée. Ordinairement elles sont plus épaisses et égalent la plèvre,
la dure-mère, etc. ; elles peuvent même acquérir une
demi-ligne, une ligne, ou même deux lignes d'épaisseur, ce qui est néanmoins très-rare. Mais leur épaisseur n'est pas la même dans toutes les parties de leur
étendue ; elle est plus considérable sur la convexité des
hémisphères que partout ailleurs, et elle va en diminuant
à mesure qu'on s'approche de la base, où ces productions disparaissent souvent ou deviennent arachni-
formes.

Leur résistance est en général proportionnelle à leur
épaisseur ; celles qui sont très-minces sont si molles,
qu'on les déchire en les touchant, tandis que celles qui
sont épaisses sont souvent assez dures et difficiles à déchirer. Elles présentent quelquefois une grande ténua-
cité, une dureté et une apparence cartilagineuses.

Les fausses membranes sont très-souvent accompagnées d'épanchemens sanguins, qui se présentent sous
forme de caillots noirâtres, rougeâtres, brunâtres ou
tirant sur le jaune : leur étendue est variable ; ils sont
placés entre le feuillet arachnoïdien de la dure-mère et
la face externe de la fausse membrane, à laquelle ils
sont toujours plus ou moins adhérens ; quelquefois ils
entrent dans la structure de celle-ci. On les trouve ordinairement à la voûte du crâne, et beaucoup plus rarement à sa base. Nous avons rencontré une fois deux onces
environ de sang liquide et noir, au milieu duquel se

trouvaient des concrétions fibrineuses, dans une sorte de canal sinueux, situé dans les fosses occipitales inférieures, et formé en dedans par une fausse membrane très-épaisse, qui partout ailleurs était adhérente au feuillet arachnoïdien de la dure-mère, et en dehors par ce feuillet lui-même.

L'organisation des fausses membranes présente également beaucoup de différences : celles qui sont minces sont couenneuses, semblables aux pellicules albumineuses des œufs, et sans structure propre distincte. Les autres offrent souvent, sur une de leurs faces, des traces de vaisseaux sanguins entrecroisés en divers sens et injectés. Elles sont souvent réductibles en lames superposées, entre lesquelles sont assez fréquemment interposés des caillots d'un sang plus ou moins décoloré.

Parallèle entre les Lésions organiques de la Méningite chronique et celles de l'Arachnitis aiguë.

Telles sont les lésions organiques dont s'accompagne la méningite chronique. L'arachnitis aiguë donne lieu à des altérations qui ont souvent beaucoup d'analogie avec ces dernières ; mais des différences assez marquées distinguent les unes et les autres, comme on le voit dans le parallèle suivant :

1°. Dans l'arachnitis aiguë, on trouve ordinairement, sur une étendue plus ou moins considérable de l'arachnoïde, une rougeur, qui varie depuis une teinte légèrement rosée, jusqu'au rouge le plus foncé. La pie-mère n'est jamais très-injectée. Dans la méningite chronique, les vaisseaux de cette dernière enveloppe sont toujours volumineux et gorgés de sang ; l'arachnoïde est très-rarement rouge.

2°. Dans cette dernière maladie, on ne rencontre jamais de pus à la surface externe de l'arachnoïde céré-brale ; tandis que, dans la première, on en trouve fré-quemment une couche extrêmement mince , peu adhé-rente à la membrane séreuse , qui , dans cet endroit , est rouge ou épaissie , et quelquefois légèrement villeuse.

3°. L'arachnitis aiguë s'accompagne assez souvent , suivant MM. Parent et Martinet , d'un produit particu-lier , que je n'ai point observé dans la méningite chro-nique. C'est « une couche gélatineuse , absolument sem-blable à celle qu'on rencontre dans quelques tumeurs enkystées des ovaires; cette concrétion est formée par un tissu cellulaire , dans les mailles duquel se trouvent renfermées de la sérosité et une espèce de gélatine trem-blante. » (*Recherches sur l'Arachnitis* , pag. 71.)

Cette altération ne nous paraît autre chose qu'une infiltration séreuse dans le réseau cellulo-vasculaire de la pie-mère. Mais la description donnée par les auteurs que nous venons de citer, est trop succincte pour que nous puissions donner une confiance entière à notre assertion.

4°. Dans presque tous les cas d'arachnitis aiguë, il y a , comme dans ceux de méningite chronique , un épan-chement séreux. Le liquide est communément situé dans un ou les deux ventricules latéraux; souvent aussi il est disséminé sur toute la surface de l'arachnoïde. Le plus ordinairement sa quantité ne va pas au-delà d'une once , mais elle peut s'élever jusqu'à trois , quatre ou même six. Il est quelquefois lactescent , floconneux , rosé ou rougeâtre.

L'épanchement qui accompagne la méningite est tou-jours beaucoup plus considérable que celui de l'arachnitis aiguë. Il a son siége en même temps à la surface de l'arachnoïde, dans les ventricules cérébraux et dans le tissu de la pie-mère. La sérosité est constamment limpide.

5°. Les adhérences entre différentes parties de l'arachnoïde sont très-rares dans celle-là ; elles sont fréquentes dans celle-ci. Une autre altération assez commune dans les deux maladies, très-importante à connaître pour concevoir ces affections, et qui a échappé à tous les observateurs qui ont traité de l'arachnitis aiguë, c'est l'adhérence de l'arachnoïde au cerveau (1), par laquelle on explique, de la manière la plus satisfaisante, comme nous le verrons dans notre Traité des Maladies du Cerveau, un grand nombre de symptômes qui surviennent dans ces maladies, sans leur appartenir essentiellement.

6°. Les fausses membranes et les granulations se rencontrent aussi assez souvent dans les deux maladies que nous examinons.

CHAPITRE DEUXIÈME.

Symptômes de la Méningite chronique (2).

L'inflammation chronique des méninges détermine, dans les diverses parties de son cours, une foule de phénomènes extrêmement variés, qui résultent tous de la lésion de l'organe important qu'elles enveloppent.

______

(1) Ce qui est cause de cette grave omission des auteurs, c'est l'habitude où l'on est, dans tous les hôpitaux, de se contenter d'examiner l'arachnoïde cérébrale, sans détacher cette membrane de la surface du cerveau.

(2) Notre but n'étant point de donner ici une description complète de cette maladie, nous ne parlerons point de ses prodrômes, qui ne peuvent pas servir à l'objet que nous avons en vue.

Pour présenter un tableau fidèle à-la-fois et succinct de ces symptômes, et pour faire connaître les changemens principaux qui surviennent pendant leur succession, nous diviserons la durée de la maladie en trois périodes, d'après le caractère particulier et la forme des désordres intellectuels et physiques qui la constituent. La maladie, envisagée sous ce point de vue, offre dans son cours trois groupes de symptômes auxquels peuvent s'appliquer les noms de monomanie, manie et démence, par lesquels on désigne ordinairement trois espèces d'aliénations mentales.

§. Ier. *Première Période, ou Période de Monomanie.*

Les premiers symptômes de la maladie se manifestent souvent immédiatement ou quelques jours après une attaque de congestion cérébrale. Les malades ont éprouvé des vertiges, des étourdissemens, ou bien une diminution plus ou moins grande, où une perte complète de connaissance, avec paralysie locale ou générale : d'autres fois, l'invasion de la maladie a lieu spontanément, sans être précédée de ces phénomènes.

Elle débute par un état de monomanie ambitieuse, et par une exaltation plus ou moins grande, qui, réunies à une légère paralysie incomplète et générale, caractérisent essentiellement cette période. Les malades s'imaginent tout-à-coup qu'ils sont riches, puissans, élevés en dignités, couverts de distinctions et de titres. Les uns croient leur fortune doublée, triplée, quadruplée, centuplée : les autres, oubliant l'état de misère dans lequel ils se trouvaient au moment de l'aliénation, ne pensent plus qu'aux trésors dont ils se croyent en possession; *ils* font des projets gigantesques qui doivent leur rapporter des sommes immenses ; ils achètent tout ce qu'ils rencontrent , et ne sont occupés que des acquisitions qu'ils doivent faire.

Dominés par ces idées , ils en parlent sans cesse et ne pensent plus à autre chose. Leur babil est intarissable ; ils s'échauffent en parlant , et se mettent facilement en colère lorsqu'on les contrarie sur leurs idées extravagantes. Leur figure est , en général , rouge et épanouie , et exprime le contentement et la joie que leur font éprouver leurs richesses et leurs grandeurs. Ils chantent, rient , et sont dans un état d'hilarité et de gaîté remarquables. Ils répondent d'une manière assez raisonnable sur la plupart des objets étrangers à leur délire exclusif ; mais on s'aperçoit que leurs facultés sont affaiblies d'une manière notable. Ils ont des absences fréquentes , et beaucoup d'événemens importans ont échappé à leur mémoire ; ils sont incapables de remplir leurs devoirs et de se livrer à leurs occupations habituelles. Cependant quelques-uns parlent avec beaucoup plus de facilité qu'à l'ordinaire , et ont une conversation qui se fait remarquer par des saillies piquantes, des rapprochemens ingénieux, bizarres et risibles.

On remarque en même temps un certain embarras de la langue chez presque tous les malades : tantôt cet embarras se manifeste seulement par un peu de lenteur dans la prononciation de certains mots ; tantôt par de l'hésitation, ou même du bégaiement, qui se montre de temps en temps dans la conversation. Assez souvent il n'y a qu'une gêne légère, qu'on reconnaît aux efforts que font les malades pour parler.

En général, cette altération des mouvemens de la langue n'est pas sensible lorsque les malades sont dans un accès d'exaltation; mais elle devient très-marquée lorsque le calme se rétablit.

On remarque assez souvent, en même temps que cette gêne de la prononciation, une légère difficulté dans la marche, qu'on ne peut distinguer que lorsqu'on est habitué à observer la méningite. De temps en temps les malades ne marchent pas droit, ils font de faux pas, ils se dévient de leur chemin; ou bien ils paraissent avoir les membres un peu roides. Cependant ce symptôme manque assez souvent. On le remarque surtout rarement lorsqu'ils sont exaltés.

Tel est le tableau des symptômes de la méningite chronique à son début; mais elle ne tarde pas à augmenter.

Le délire ambitieux devient plus étendu, plus vaste, plus gigantesque et plus dominant. Dès-lors, les malades se croient au comble de l'opulence et des grandeurs. Ils possèdent des centaines de mille francs, des millions, des milliards, des centaines de milliards, des caisses remplies d'or, des diamans superbes et sans pareils, des habits magnifiques, des châteaux, des villes, des royaumes, ou même l'univers entier, tout leur appartient. Ils sont ministres, généraux, amiraux, princes, rois, empereurs ; ou Dieu même. Ils distribuent de tous côtés des honneurs et des récompenses, et nomment les personnes qui les environnent aux grandes charges de leur royaume.

Ces idées ambitieuses peuvent prendre des formes extrêmement variées, suivant une foule de circonstances, mais surtout suivant la profession qu'exerçaient les malades avant l'invasion de l'aliénation. Elles les dominent sans cesse et les rendent incapables de toute occupation, ou même de toute conversation sur un autre objet. Par moment ils peuvent cependant causer avec quelque bon sens sur des sujets étrangers à leur délire ; mais ces momens sont très-fugitifs.

Leurs facultés sont affaiblies d'une manière manifeste. Ils sont incapables de raisonnement, quoique leurs idées n'aient pas perdu toute cohérence.

Ils sont ordinairement exaltés. Ils parlent continuellement de leurs richesses, de leur grandeur, de leur puissance, avec l'accent du contentement et de la joie la plus parfaite. Il sort souvent de leur bouche un flux intarissable de paroles, qui se rapportent uniquement au délire qui les domine. Peu attentifs à ce qui se passe autour d'eux, ils ne répondent point ordinairement aux objections qu'on leur fait sur leurs idées dominantes. Ils vont et viennent sans cesse sans avoir un but raisonné et déterminé d'avance.

Ils se promènent dans les cours et les jardins des établissemens où ils sont renfermés ; ordinairement ils marchent à grands pas, parlant seuls de leur fortune et de leur grandeur, gesticulant, chantant, déclamant, riant, et paraissant au comble de la félicité.

Quelquefois ils s'occupent à écrire le compte de leurs trésors, à faire des lettres de change ou des commissions, des brevets, etc., pour les grands dignitaires de leur empire. Il n'est pas rare de les voir agités, ou même furieux, surtout si on les contrarie.

Au milieu de cette effervescence générale, on ne re-

marque plus cette gêne plus ou moins légère des mouvemens de la langue et des membres, qu'on observait
au début de la maladie; mais elle devient toujours manifeste dans les momens de calme.

Pendant tout le cours de cette période, un certain
nombre de malades ne cessent point d'être tranquilles.
Dans ce cas, ils sont ordinairement dans l'état suivant :
Ils sont dominés par un délire ambitieux, fixe ; ils peuvent causer avec assez de bon sens, et de suite, de tout
autre sujet ; leurs facultés sont affaiblies , mais principalement leur mémoire ; leur prononciation est sensiblement embarrassée ou même bégayée pour certains
mots ; leur démarche est roide et manque de solidité ;
ils traînent quelquefois un peu les pieds , ou bien ils se
dévient de la ligne droite.

§. II. *Deuxième Période, ou Période de manie.*

Le passage de la première à la deuxième période a
souvent lieu d'une manière peu sensible. Il consiste uniquement dans une augmentation des symptômes. Quelquefois il est plus tranché, et précédé d'une attaque de
congestion cérébrale. Les symptômes qui la constituent,
sont ceux qui appartiennent à la manie, c'est-à-dire
un délire plus ou moins général avec prédominance
d'idées ambitieuses et un état d'exaltation, d'agitation
ou de fureur, avec quelques traces plus ou moins sensibles de paralysie incomplète.

Cette période présente deux degrés bien marqués.

Premier degré de la deuxième Période.

Les malades sont dominés par les mêmes idées que
dans la première période, mais le délire est général; les

facultés sont entièrement troublées , et le désordre des mouvemens est beaucoup plus considérable.

Ils ne font point d'attention à ce qui se passe autour d'eux : tantôt entraînés par l'agitation , ils ne répondent point aux questions qu'on leur fait , qui paraissent ne faire aucune impression sur eux ; tantôt ils font des réponses qui n'ont aucun rapport avec les demandes qu'on leur adresse.

Ils extravaguent sur tous les points , mais ils sont entièrement dominés par des idées de fortune , d'opulence et de grandeur. Ils ne s'occupent jamais d'autres objets , et il est impossible de donner un autre aliment à leurs divagations. Toutes ces idées sont incohérentes , mais à des degrés variés. Ainsi les uns font des phrases qui , considérées chacune en particulier , ont un sens , mais qui n'ont point de liaison avec celles qui les précèdent ou les suivent ; les autres prononcent sans cesse une multitude de mots plus ou moins isolés , sans aucun rapport entre eux , et sans aucun des termes qui servent à les unir. Ainsi, les premiers *possèdent des millions et des milliards , ils sont princes, rois , empereurs ; ils font cent lieues en un jour ; ils ont cassé le pont qui va à la lune, ils ont le pouvoir de ressusciter ; ils ont la flamme et les éclairs dans les yeux ; ils se grandissent à volonté ; ils ont la tête d'or et de diamant ; ils font cent tragédies superbes en un jour , mille poëmes ; ils ont tout fait, tout leur appartient, etc., etc.*

Les seconds ont sans cesse dans la bouche les mots de *millions, milliards, chevaux d'or, châteaux d'or, diamans, roi, empereur, dieu, etc.*, qui sont presque toujours entièrement isolés et incohérens.

Lorsqu'on interroge les malades sur leur profession, leur âge, leur famille, l'établissement où ils sont renfermés, etc., le plus souvent ils ne répondent pas, ou bien ils ne disent que des extravagances, dans lesquelles se peint le caractère des idées ambitieuses qui les dominant.

Leur agitation est continuelle; ils parlent sans cesse à haute voix, et avec une grande volubilité, de leurs trésors, de leur grandeur, de leur puissance. Souvent ils chantent, d'autres fois ils crient, ou même vocifèrent. Leur loquacité est intarissable et incoercible.

Ils sont dans une mobilité de tous les instans, et ne peuvent rester un moment à la même place. Leur vie se passe à errer dans les chambres de leur quartier, les cours, les corridors, les jardins, qu'ils parcourent successivement, et sans s'arrêter nulle part, presque toujours en marchant à grands pas, en courant comme s'ils étaient pressés d'arriver. Mais poussés par une cause qui enchaîne leur intelligence et leur volonté, ils ne savent ni ce qu'ils font, ni où ils vont, et n'ont pas même la conscience de leur existence.

Au milieu de cette agitation, ordinairement ils bouleversent tout ce qui tombe sous leurs mains. Souvent ils déchirent leurs vêtemens, brisent et cassent tout ce qu'ils rencontrent. On est alors obligé de leur attacher les mains à l'aide d'une camisole, et de remplacer leurs habits par une longue chemise de toile. Quelquefois ils sont plus violens, et on les tient attachés sur un fauteuil en forme de chaise percée. D'autres fois le désordre de l'appareil musculaire est beaucoup moins considérable, et alors on laisse les malades épuiser librement leur mobilité incoercible. Dans cet état, la face est plus ou moins rouge, décomposée, tirée en dehors : elle exprime souvent la joie et le contentement.

On ne remarque aucune trace de paralysie, lorsqu'ils sont dans cet état d'agitation; mais dans les momens de rémission, leur prononciation est plus ou moins embarrassée, et leur démarche est fréquemment gênée d'une manière sensible.

Tels sont les symptômes que présente le plus souvent la méningite chronique dans sa deuxième période. Mais quelquefois ces symptômes sont beaucoup plus intenses, et il s'y joint des phénomènes spasmodiques; ce qui constitue le deuxième degré de la période de manie.

Deuxième degré de la seconde Période.

Lorsque la maladie est parvenue à ce degré, les facultés intellectuelles sont entièrement bouleversées; il y a une agitation excessivement violente, souvent spasmodique, tantôt continue et tantôt intermittente; d'autres fois ce sont des mouvemens convulsifs plus ou moins généraux, ou des tremblemens; ce qui peut faire admettre deux variétés de ce degré.

Première variété. Les malades sont entièrement étrangers à tout ce qui se passe autour d'eux; aucune impression extérieure ne parvient jusqu'à leur entendement. On a beau leur parler, crier à leurs oreilles, faire des mouvemens devant leurs yeux, et même les piquer, le plus souvent on n'en peut obtenir aucun signe qui indique une sensation avec conscience; l'on parvient cependant quelquefois à leur faire tourner la tête, diriger les yeux du côté où l'on se trouve, ou prononcer quelques mots confus et mal articulés; mais ils ne répondent à aucune des questions qu'on leur fait.

Ils sont dans un état d'agitation et de fureur aveugles, continuelles et incoercibles, qui les rendent dangereux pour les personnes et les choses qui les environnent, ainsi que pour eux-mêmes. Lorsqu'ils sont libres, ils frappent, brisent, cassent, déchirent, renversent tous les objets qu'ils rencontrent. Mais on a soin de leur attacher les mains avec une camisole, et de les tenir fixés sur un fauteuil en forme de chaise percée, à l'aide de bandes larges et très-solides qui les retiennent par les bras et par les pieds.

Il est difficile de tracer un tableau fidèle de cet état, dans lequel l'appareil locomoteur tout entier exécute sans cesse les mouvemens les plus violens et les plus désordonnés. Ainsi les malades parlent sans relâche avec une volubilité excessive, et prononcent des mots incohérens, entièrement isolés, rarement marqués au coin de l'ambition, difficiles à comprendre, n'existant quelquefois dans aucune langue; souvent ils ne font entendre qu'un bruit confus, inarticulé et tout à fait inintelligible; ils chantent, crient, vocifèrent; ils s'agitent en même temps sur leur fauteuil, remuent la tête, la portent en arrière, en avant, lui impriment des mouvemens de rotation; étendent et fléchissent les membres, se roidissent, frappent des pieds sur le plancher, font des efforts des bras pour briser les liens qui les retiennent; impriment des secousses continuelles à leur fauteuil, malgré les anneaux qui le tiennent fixé au mur. La face participe toujours à ce désordre général. Elle est décomposée et dans une agitation continuelle.

L'état dont nous venons de donner une idée est quel-

quefois si violent, que les malades parviennent à déchirer leur camisole et qu'il serait dangereux pour leur
vie de les laisser ainsi attachés sur un fauteuil. Dans ce
cas, on les met dans une sorte de boîte faite en osier,
comme les paniers, de la longueur du corps, et munie
d'un couvercle, qui est échancré à une de ses extrémités
pour laisser passer la tête. On attache leurs mains sur
les parties latérales de la boîte, et leurs pieds à son extrémité inférieure. Les phénomènes que nous venons de
décrire tiennent presque toujours à un état convulsif
général.

Deuxième variété. Quelquefois ces symptômes, au
lieu d'être continus, sont intermittens, et reviennent
d'une manière régulière ou irrégulière, tantôt tous les
jours, tantôt et le plus souvent de deux jours l'un. Ils
ont beaucoup d'analogie avec ceux que nous venons de
décrire; mais ils sont ordinairement beaucoup moins
violens. Les malades sont dans l'état suivant : Face injectée, rouge, agitée, ayant les traits tirés en dehors;
délire général; idées très-nombreuses, fréquemment
ambitieuses, se succédant avec la plus grande rapidité
dans leur esprit, mais sans ordre et sans liaison entre
elles; loquacité continuelle et exubérante, interrompue
plus ou moins souvent par des chants, des cris, des vociférations; mouvemens continuels de la tête et des
membres; agitation qui porterait souvent les malades à
commettre des actes de violence, si on ne les retenait à
l'aide de la camisole.

Les accès dans lesquels on remarque ces symptômes
durent quelquefois un jour entier; d'autres fois, ils se
terminent au bout de quelques heures ou d'une demi-
journée. Dans l'intervalle qui les sépare, c'est-à-dire,

les jours de calme , les malades ont les facultés très-affai
blies , et la parole et la démarche plus ou moins para-
lysées; ils sont dominés par un délire ambitieux dont
l'étendue et le caractère varient; quelquefois , mais rarement, ils peuvent causer avec un peu de raison sur
différens sujets.

D'autres fois les accès consistent en des mouvemens
convulsifs des membres , de la tête et de la face, pendant
lesquels les malades sont agités , parlent d'une manière
confuse et inintelligible, ou poussent des cris et des
vociférations; d'autres fois, les convulsions affectent
uniquement les membres inférieurs, sous forme de tremblemens plus ou moins intenses, qui paraissent avoir
quelque ressemblance avec ceux qu'on observe dans la
chorée.

§. III. *Troisième Période, ou Période de démence.*

Cette période n'est pas toujours la suite de celle que
nous venons de décrire; il n'est pas rare de la voir suc-
céder à la première.

Elle est essentiellement caractérisée par un affaiblissement très-considérable des facultés intellectuelles , une
oblitération plus ou moins grande des idées, avec prédominance de celles qui sont relatives aux richesses et
aux grandeurs, et par une paralysie incomplète et générale; symptômes auxquels se joignent assez souvent des
mouvemens convulsifs , des attaques apoplectiformes ou
épileptiformes, et quelquefois des paroxysmes d'agitation.

Pour donner une idée claire de la marche de cette
période, et des phénomènes extrêmement variés qu'elle
présente pendant sa durée, nous la diviserons en trois
degrés.

Premier degré de la troisième Période.

Le passage de la première ou de la seconde période à la troisième a souvent lieu d'une manière lente, par l'affaiblissement graduel des facultés intellectuelles et des mouvemens; d'autres fois, il est le résultat d'une attaque subite de congestion cérébrale. Les malades tombent, perdent connaissance d'une manière complète ou incomplète, et sont dans un état de paralysie locale ou générale; bientôt, à l'aide des moyens qu'on met ordinairement en usage, les facultés et les mouvemens se rétablissent, mais restent plus faibles qu'avant l'attaque; l'agitation cesse ou diminue. Alors la troisième période de la méningite chronique commence.

Dans le premier degré de cette période, les malades ont l'intelligence profondément altérée; leur mémoire est tellement affaissée, qu'ils ont oublié les principaux événemens de leur vie ; quelquefois ils méconnaissent les personnes qu'ils voient tous les jours ; ils comprennent les questions qu'on leur fait, lorsqu'elles sont courtes et claires ; pour peu qu'elles soient longues on ne peut les leur faire concevoir; leurs réponses sont souvent assez raisonnables , mais elles indiquent la plus grande faiblesse de l'entendement; leurs idées sont toujours très-bornées , uniquement relatives à eux-mêmes , et consistent en idées dominantes de richesse, d'opulence, de grandeur , de puissance , qui sont ordinairement peu étendues, fixes et incohérentes; elles occupent sans cesse leur esprit, sans présenter la moindre combinaison entre elles. Les malades se croient *millionnaires , ministres, princes, rois, empereurs , dieux.* Mais comme ils sont incapables de comparer leurs idées entre elles , si on les interroge sur leur profession , ils répondent souvent d'une manière juste et vraie sur cet objet, sans s'apercevoir que la dignité dont ils s'imaginent être revêtus , est incompatible avec cette profession. Ainsi un malade qui se disait *Roi de France et de Russie* , répondait qu'il était marchand sur le port à Dieppe , lorsqu'on lui demandait quel était son état.

Ces malades sont presque toujours calmes et tranquilles; assez souvent ils parlent peu , et sont habituellement dans un silence apathique , qu'on ne fait cesser qu'en leur faisant des questions ; d'autres fois ils parlent seuls de leurs trésors et de leurs titres , et en entretiennent toutes les personnes qu'ils rencontrent. Quelquefois ils tombent dans des paroxysmes d'agitation et de loquacité , qui durent ordinairement très-peu de temps.

Ils sont toujours dans un état de paralysie incomplète et générale très-marquée ; leur langue est plus ou moins embarrassée ; leur prononciation est lente et difficile. Ils hésitent , et bégayent en articulant certains mots ; leur démarche est mal assurée ; ils sont peu solides sur leurs jambes et marchent en vacillant , et quelquefois en traînant les pieds, comme les personnes qui sont dans un état d'ivresse. Quelquefois , cependant , leur marche est moins gênée. Il leur arrive de temps en temps de lâcher involontairement leurs urines dans leurs vêtemens. Quant aux membres supérieurs, il est difficile de savoir s'ils participent à la paralysie incomplète.

Les malades qui sont dans cet état , passent leur vie à errer, sans but et sans dessein , dans les cours et les corridors de leur quartier. Quelquefois ils restent des heures et des journées entières assis dans un des coins d'une salle, ou autour d'un poêle, pendant l'hiver.

Ce degré de la dernière période est ordinairement très-long. Il survient assez souvent, pendant son cours, des attaques apoplectiformes , dans lesquelles les malades perdent le sentiment et le mouvement d'une manière plus ou moins complète. Au bout de quelques heures ou d'un jour, la connaissance se rétablit ; il reste souvent une hémiplégie incomplète d'un des côtés du corps, qui ne tarde pas elle-même à se dissiper à l'aide des moyens appropriés ; mais à la suite de chacune de ces attaques les facultés et les mouvemens s'affaiblissent davantage , la démence fait des progrès.

Il survient assez souvent, pendant le premier ou le deuxième degré de la troisième période , et quelquefois à la fin de la première , ou dans le cours de la seconde , des phénomènes spasmodiques très-variés , dont nous placerons ici la description (1).

Ce sont tantôt des grincemens de dents plus ou moins forts , qui quelquefois sont continuels et font beaucoup de bruit ; tantôt des tremblemens des membres supérieurs, de la tête, des membres inférieurs, qui peuvent agiter légèrement ces parties sans en empêcher l'usage , ou qui mettent un obstacle insurmontable à la préhension des corps et à la marche ; tantôt des convulsions de la face et des yeux , des roideurs locales ou générales des membres, qui rendent leurs mouvemens difficiles , pénibles et douloureux, ou des rigidités dans lesquelles ces organes sont dans un état d'extension tétanique qui s'oppose invinciblement à la flexion et les rend impropres à tout mouvement volontaire ; tantôt , enfin,

---

(1) Voyez, pour les autres symptômes de la même espèce, p. 36 et suivantes.

des contractures plus ou moins fortes de ces parties. Dans ce dernier état, les membres sont fléchis spasmodiquement dans une ou plusieurs de leurs parties. La main est fléchie sur l'avant-bras, l'avant-bras sur le bras, le pied sur la jambe, la jambe sur la cuisse, etc. Si l'on essaie d'étendre forcément ces parties, on occasione des douleurs très-vives. Quelquefois un membre est contracté, tandis qu'un autre est étendu et roide. Il n'est pas rare d'observer des tremblemens dans les parties qui sont ainsi dans un état de contraction tétanique.

Les symptômes spasmodiques qu'on observe dans cette période, consistent quelquefois en des attaques de congestion cérébrale, accompagnées de convulsions, et plus souvent en des attaques épileptiformes. Dans ce dernier cas, les malades tombent tout-à-coup, perdent connaissance, et sont pris de secousses convulsives des membres et de la tête, avec rougeur et injection de la face, écume à la bouche, respiration gênée et saccadée. Quelquefois les attaques sont précédées d'un *aura epileptica*, qui part d'une main ou d'un pied, et remonte ensuite vers la langue et la tête ; d'autres fois, d'un bégayement très-marqué, avec rougeur de la face et pesanteur de tête. Leur durée varie depuis quelques minutes jusqu'à un quart d'heure et plus ; assez souvent les attaques se répètent plusieurs fois de suite avec une grande violence et en laissant entre elles des intervalles dans lesquels les malades sont dans un état d'assoupissement ou de coma.

Lorsque, spontanément ou à l'aide des moyens employés, la connaissance s'est rétablie, les malades restent assez souvent pendant un ou plusieurs jours dans un désordre général des facultés, balbutiant et prononçant d'une manière confuse et tout à fait inintelligible. Ils recouvrent ensuite leur intelligence et leurs mouvemens, mais d'une manière incomplète.

Dans l'intervalle des attaques, leurs facultés sont très faibles, leurs idées extrêmement bornées, peu liées entre elles, et assez souvent relatives à l'ambition, mais moins gigantesques que dans les autres espèces de méningite chronique; ils sont le plus souvent tranquilles et quelquefois sujets à des paroxysmes d'agitation; leur langue est très-embarrassée, ce qui rend leur prononciation plus ou moins difficile et bégayée. Leur démarche est lente, roide, vacillante.

Deuxième degré de la troisième période.

Dans ce degré, les symptômes sont de la même espèce, mais beaucoup plus intenses que dans le premier. Les facultés sont presque entièrement oblitérées; il n'y a plus aucune trace d'attention, de mémoire, de jugement. La sphère des connaissances est extrêmement étroite et presque toujours bornée à quelques idées incohérentes de richesse et de grandeur. Les mots de *million, milliard, maréchal de France, roi, empereur, château d'or, chevaux d'or, diamans, etc.*, sortent habituellement de la bouche des malades lorsqu'ils parlent seuls ou lorsqu'on les interroge; mais ces mots sont ordinairement isolés; d'autres fois, mais plus rarement, ils sont liés entre eux par des jugemens très-simples, comme ceuxci: *j'ai des millions, je suis roi, j'ai des chevaux d'or*, etc. Quelquefois, lorsque ce degré est très-intense, il n'y a point d'idées ambitieuses. Les malades sont alors uniquement occupés de leur nourriture, de leurs repas, etc. Mais interrogez-les sur leur profession, leur âge, leur famille, leurs amis, vous verrez qu'ils n'en conservent plus aucun souvenir.

Ils ne répondent ordinairement que par monosyllabes aux questions qu'on leur fait, et quelquefois ils ne font aucune réponse, à moins qu'on leur répète la demande à plusieurs reprises et à haute voix. Ils sont presque toujours calmes et tranquilles et dans un état de paralysie incomplète très-marquée, qui s'étend à l'appareil locomoteur tout entier : leur face, qui est pâle, présente ordinairement une immobilité particulière qu'on reconnaît facilement quand on est habitué à les observer. Leur langue est extrêmement embarrassée : leur prononciation est lente, tremblante, bégayée, entrecoupée, très-gênée, et quelquefois difficile à comprendre ou même inintelligible. Quelques malades parlent en serrant les mâchoires et en mettant un intervalle entre chaque syllabe : *em-pe-reur.* D'autres font pendant quelques momens de grands efforts pour parler, et parviennent ainsi à articuler un mot plus ou moins confus. Un très-petit nombre conservent la faculté de prononcer d'une manière assez claire. Assez souvent la langue et même les lèvres du malade sont tremblantes.

Mais un symptôme qui est toujours porté au plus haut degré, c'est la paralysie incomplète des membres inférieurs. La démarche est extrêmement lente et chancelante. Les jambes des malades les soutiennent mal et fléchissent sous le poids du tronc ; ils marchent en décrivant des zig-zag ; ils traînent les pieds sans les soulever du sol ; le plus petit obstacle qu'ils heurtent, les fait tomber ; aussi font-ils des chutes très-fréquentes. Mais cette paralysie augmente souvent ; alors les malades ne peuvent plus se soutenir d'eux-mêmes ; ils sont obligés pour faire quelques pas , de saisir les objets environnans ou de s'appuyer aux murs. Enfin , il vient souvent un moment où les membres sont tout à fait incapables de soutenir le tronc , quoiqu'ils conservent d'ailleurs encore des mouvemens volontaires.

La paralysie s'étend aux sphincters, qui se relâchent; les excrétions deviennent involontaires. Les malades lâchent continuellement , et sans en avoir la conscience , leur urine , et souvent même leurs déjections alvines , dans leurs vêtemens et leur lit, ce qui les rend extrêmement sales et malpropres. On leur ôte alors leurs habits, qu'on remplace par une sorte de longue robe de toile , appelée *blouse* , qui a la forme d'une chemise à longues manches , qui servent pour attacher leurs mains lorsqu'ils sont agités , et qu'on replie sur les bras lorsqu'ils sont tranquilles.

Tant que les malades peuvent se soutenir sur leurs jambes , et marcher , on les laisse libres dans les cours et les salles de leurs quartiers , où on les voit tantôt assis des journées entières sur un banc la tête penchée sur la poitrine , les bras pendans sur les côtés du tronc , la face exprimant à-la-fois la difficulté des mouvemens et l'inactivité de l'entendement ; tantôt debout , parlant seuls et à voix basse , confinés dans un coin, ou appuyés contre un mur qu'ils sont occupés à toucher et à gratter; tantôt se promenant lentement , en traînant les pieds , et allant d'un endroit à un autre sans but réfléchi et tenant des propos incohérens.

Lorsque la paralysie incomplète est très-avancée , et que les malades font des chutes continuelles en marchant, ou ne peuvent plus se soutenir , on les laisse habituellement attachés sur un large fauteuil en forme de chaise percée , sous lequel on place un bassin pour recevoir leurs excrétions. La sensibilité générale est alors si affaiblie , qu'il se forme très-fréquemment des escarres gangréneuses au sacrum , aux trochanters , au dos , aux coudes , aux talons , etc.

Il survient souvent, pendant la durée de ce deuxième degré de la dernière période , des paroxysmes d'agitation dans lesquels les malades parlent beaucoup, et d'une ma-nière très-incohérente, de leurs richesses et de leurs gran-deurs. Quelquefois même ceux-ci sont , pendant tout le cours de ce degré, dans un état de loquacité continuelle. Il survient aussi fréquemment des attaques de conges-tion cérébrale , avec perte du sentiment et du mouve-ment, qui se dissipent au bout d'un temps plus ou moins long ; mais après chacune de ces attaques , la démence et la paralysie incomplète font des progrès rapides.

Il n'est pas rare d'observer, dans ce degré de la maladie, les phénomènes spasmodiques dont nous avons parlé plus haut , savoir : les tremblemens , les convulsions , les ri-gidités , les contractures , et les attaques épileptiformes ; symptômes qui tantôt commencent seulement à cette époque, et qui tantôt et le plus souvent continuent après avoir commencé pendant la deuxième période , ou pen-dant le premier degré de la troisième.

Tel est le tableau concis des symptômes que présente la méningite chronique pendant le deuxième stade de la période de démence. La plupart des malades succom-bent dans ce stade ; quelques-uns parviennent jusqu'au troisième , que nous allons décrire.

Troisième degré de la troisième Période.

Ce degré se distingue par un état de stupidité complète et une paralysie générale très-considérable. Les malades sont réduits à un état de dégradation morale qui les ravale au-dessous de la brute. Ils ne voient et n'entendent plus rien autour d'eux, et la sensibilité générale est si affaiblie, qu'il faut les pincer très-fortement pour qu'ils manifestent quelque signe de douleur, qui le plus souvent consiste uniquement en une contraction particulière de la face, ou en un mouvement très-lent du membre qu'on pince. Mais les questions ne parviennent pas jusqu'à eux, et non-seulement ils ne répondent point, mais le plus souvent ils ne font pas même un léger signe qui indique une perception confuse. Ils sont dans un état habituel de taciturnité automatique, indice certain d'une oblitération totale des facultés et des idées : cependant ils ne sont point dans un état de coma; leurs yeux sont ouverts, mais ils sont fixes et ne paraissent apercevoir aucun objet.

La paralysie est presque complète , et s'étend à tout l'appareil musculaire. Les malades ne peuvent ni marcher, ni se soutenir sur leurs jambes, ni même se tenir assis et attachés : on est obligé de les laisser dans leur lit , où ils restent, sans faire le moindre mouvement, les bras placés sur les côtés du tronc, toujours inondés de leurs déjections urinaires et alvines, qui s'échappent sans cesse. Ils ne remuent légèrement les membres supérieurs que lorsqu'on les pince fortement; mais ils sont entièrement incapables de s'en servir pour quoi que ce soit. Cependant une sorte d'impulsion instinctive leur fait ouvrir la bouche lorsqu'on

leur présente les alimens ou les boissons ; mais la masti-
cation et la déglutition se font très-difficilement, et les
malades sont continuellement exposés à mourir suffoqués
par des matières alimentaires qui s'accumulent dans le
pharynx sans pouvoir circuler, ou qui tombent dans
le larynx. Il se forme souvent, dans cet état, des escarres gangréneuses nombreuses sur diverses parties du
corps, auxquelles succèdent des plaies profondes et de
mauvaise nature, dont le pansement ne paraît pas exciter
la moindre douleur, tant la sensibilité est émoussée dans
l'économie toute entière.

Nous terminerons ici la description succincte des symptômes de la méningite chronique. Quant à ses causes,
son histoire complète, sa marche, ses variétés, ses ter-
minaisons, ses rapports avec les autres espèces de maladies mentales, son diagnostic, son pronostic, son
traitement, nous les renvoyons à notre Traité des Maladies du cerveau.

CHAPITRE TROISIÈME.

Rapports des Symptômes avec les Lésions organiques.

Les propositions suivantes sont les corollaires de deux
cents observations recueillies avec le plus grand soin.
Comme, pour le public, ce sont uniquement des asser-
tions sans preuves, nous sentons qu'elles ne peuvent
entraîner la conviction d'aucun médecin ; mais nous
avons droit d'espérer qu'avant d'en porter un jugement
définitif, on attendra que nous ayons publié notre travail sur les Maladies du cerveau, dans lequel nous placerons les faits dont elles dérivent comme des consé-
quences naturelles.

I.

La méningite chronique est la cause prochaine d'un cinquième environ des maladies mentales, chez les hommes, et d'un trentième à un trente-cinquième seulement, chez les femmes.

II.

Elle est ordinairement produite par une congestion sanguine, subite ou lente, dans les vaisseaux de la pie-mère.

III.

Elle commence par la surface interne de l'arachnoïde cérébrale, d'où elle peut s'étendre au reste de cette membrane; mais elle est toujours bornée à la convexité et à la face interne des hémisphères, ainsi qu'aux ventricules, sans parvenir jusqu'à la base du cerveau.

IV.

Elle présente communément trois périodes, savoir : une de congestion sanguine de la pie-mère, avec irritation de la face interne de l'arachnoïde cérébrale; une d'inflammation de cette membrane, et une d'exhalation séreuse, lesquelles donnent lieu chacune à une aliénation mentale et à un désordre des mouvemens, qu'on peut comprendre, relativement aux changemens qu'ils présentent dans le cours de la maladie, en trois périodes correspondantes, qui sont : la période de monomanie ambitieuse avec quelques traces de paralysie incomplète; la période de manie, et la période de démence, avec paralysie générale et incomplète très-forte.

V.

Le délire dépend constamment, dans cette maladie, de l'irritation que la pie-mère et l'arachnoïde enflammées exercent sur la substance corticale du cerveau.

VI.

La monomanie ambitieuse de la première période, et les idées de grandeur et d'opulence qu'on observe dans tout le cours de la maladie, coïncident toujours avec une congestion sanguine durable dans les vaisseaux de la pie-mère, accompagnée d'une irritation de la face interne de l'arachnoïde cérébrale.

VII.

Les traces légères de paralysie incomplète qui existent dans la première période, indiquent une compression du cerveau exercée par la congestion sanguine.

VIII.

L'exaltation et l'agitation de cette première période sont produites par l'irritation secondaire du cerveau, irrité par la face interne de l'arachnoïde qui le recouvre.

IX.

Le délire général et l'agitation plus ou moins violente qui l'accompagne, et qu'on observe dans la deuxième période, indiquent que l'irritation du cerveau, et par conséquent l'inflammation de l'arachnoïde, dont elle dé-pend, sont très-vives.

X.

L'agitation excessivement violente et continuelle est souvent occasionée par un travail inflammatoire très-intense qui donne lieu à une exhalation albumineuse à la surface de l'arachnoïde.

XI.

L'agitation spasmodique aveugle et incoercible, les accès quotidiens ou tierces d'agitation violente, et les attaques épileptiformes dépendent de l'inflammation consécutive de la surface du cerveau, qui se ramollit dans sa couche la plus superficielle et contracte des adhérences avec la pie-mère et l'arachnoïde dans une étendue toujours très-considérable de la convexité et de la face interne des hémisphères.

XII.

Les tremblemens partiels ou généraux, les soubresauts des tendons, les convulsions fréquentes, les grincemens de dents, les roideurs et les rigidités, les extensions tétaniques, les contractures, les tremblemens avec contractures, dépendent aussi de l'inflammation consécutive de la substance grise du cerveau, mais dans une étendue moins considérable que dans le paragraphe précédent.

XIII.

Les attaques apoplectiformes qui sont si fréquentes pendant la troisième période, sont produites presque toujours par une congestion sanguine subite dans les vaisseaux de la pie-mère et du cerveau ; très-rarement par un afflux

de fluide séreux, et jamais par une hémorrhagie cérébrale.

XIV.

La cessation ou la diminution de l'agitation, l'affaiblissement très-considérable des facultés intellectuelles,
et la paralysie générale et incomplète très-marquée, qu'on
observe dans le premier stade de la dernière période, sont
les signes d'une compression du cerveau, qui dépend
elle-même d'une exhalation de sérosité dans la cavité de
l'arachnoïde, d'une infiltration séreuse de la pie-mère,
et d'un épanchement de la même nature dans les ventricules latéraux.

XV.

L'augmentation de la paralysie et de la démence indique une augmentation correspondante dans la compression du cerveau.

XVI.

L'état de stupidité avec oblitération des facultés et
des idées et paralysie générale presque complète, est le
résultat de la compression du cerveau, et par conséquent de l'épanchement séreux, portés au plus haut
degré.

GUEFFIER, Imprimeur de l'Athénée de Médecine de Paris,
rue Guénégaud, n°. 31.